RÉFLEXIONS

SUR QUELQUES EXANTHÈMES :

LA VARIOLE, LA ROUGEOLE, LA SCARLATINE LA MILIAIRE ET SA VARIÉTÉ LA SUETTE,

ET

MOYENS FACILES DE LES GUÉRIR,

PAR

M. KUNTZLI,

Docteur en médecine des Facultés de Montpellier et de Zurich,
Chevalier de St-Ferdinand d'Espagne, Officier de la Croix-d'Or de Pologne,
Membre de l'Académie royale de Médecine et de Chirurgie de Madrid, et de
plusieurs autres Sociétés savantes nationales et étrangères.

**Mémoire lu à l'Académie royale de Médecine,
dans sa séance du 13 août 1844.**

Si quid novisti rectius istis ,
Candidus imperti ; si non, his utere mecum.
HORACE.

A PARIS,

CHEZ ALPH. LECLÈRE, LIBRAIRE, RUE DES GRES, 5,

ET

CHEZ L'AUTEUR, RUE DES MARTYRS, 47.

1846.

RÉFLEXIONS

SUR QUELQUES EXANTHÈMES :

LA VARIOLE, LA ROUGEOLE, LA SCARLATINE LA MILIAIRE ET SA VARIÉTÉ LA SUETTE,

ET

MOYENS FACILES DE LES GUÉRIR,

PAR

M. KUNTZLI,

Docteur en médecine des Facultés de Montpellier et de Zurich,
Chevalier de St-Ferdinand d'Espagne. Officier de la Croix-d'Or de Pologne,
Membre de l'Académie royale de Médecine et de Chirurgie de Madrid, et de
plusieurs autres Sociétés savantes nationales et étrangères.

**Mémoire lu à l'Académie royale de Médecine,
dans sa séance du 13 août 1844.**

Si quid novisti rectius istis ,
Candidus imperti ; si non , his utere mecum.
HORACE.

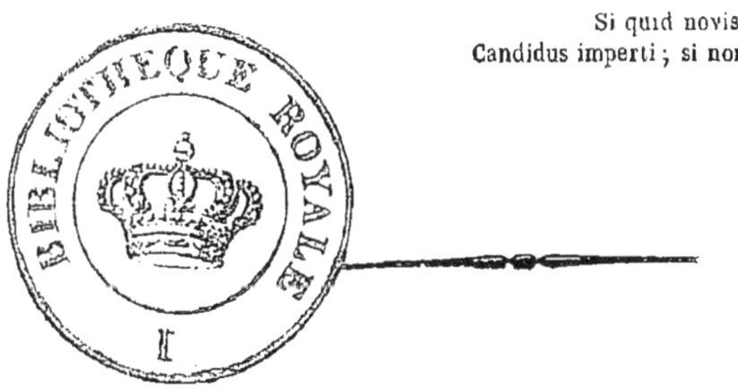

A PARIS,

CHEZ ALPH. LECLÈRE, LIBRAIRE, RUE DES GRES, 5,
ET
CHEZ L'AUTEUR, RUE DES MARTYRS, 47.

—

1846.

AUX ÉPOUSES ET AUX MÈRES.

A plus d'un titre cet écrit vous intéresse! Il vous indique des moyens efficaces à opposer à plusieurs maladies cruelles, qui viennent frapper ou vos enfants ou vous-mêmes, et qui enlèvent tant de jeunes fleurs auxquelles un sort plus propice eût pu être réservé. On blâmera peut-être le parti que je prends en vous le dédiant, des travaux de médecine ne devant être offerts qu'aux médecins, eux seuls étant à même d'en apprécier la portée ainsi que l'opportunité et le mode de l'emploi des moyens curatifs proposés. Sans doute qu'un médecin instruit et sans prévention l'emporterait, dans cette appréciation, sur vous, et ses conseils pourraient vous être utiles. Mais comme ces deux qualités ne se rencontrent pas partout, vous l'emporterez souvent sur le médecin. En vous, que de fois la sollicitude maternelle ne viendra-t-elle suppléer à la science qui vous ferait défaut ! Vous, qui aimez vos enfants et qui désirez vous conserver pour eux et pour un époux, vous ne repousserez pas un conseil utile, pour la seule raison qu'il vous est donné par un homme inconnu. Permettez-moi donc de vous offrir ces pages, et, dussent-elles ne conserver la vie que d'un petit nombre d'épouses, de mères et d'enfants, je ne regretterai pas d'avoir osé vous les offrir.

Paris, ce 26 novembre 1846,

PRÉFACE.

Dans le petit nombre de pages qui vont suivre, nous offrons au public un travail d'une haute importance, car, fondé sur des principes élevés, il indique des moyens simples et d'une grande puissance pour la guérison de quelques unes des maladies épidémiques et contagieuses les plus meurtrières, dont trois, la variole, la rougeole et la scarlatine, affectent principalement le jeune âge (1), tandis que la quatrième, la miliaire et sa terrible variété, la suette, affecte davantage l'âge adulte, et dans cet âge surtout aussi la femme. Nous espérons par conséquent rendre, par la publication de ces pages, un service signalé à la génération actuelle, que

(1) Les maladies de l'enfance mentionnées dans cet écrit ne sont malheureusement pas les seules, et à la plupart on peut opposer des moyens plus efficaces que ceux vulgairement employés. Il en est surtout une bien cruelle, bien affreuse pour les enfants et pour leurs parents : nous voulons parler de la coqueluche, dans laquelle le traitement habituel est tout à fait inefficace, et qu'il est cependant possible de guérir en assez peu de temps à l'aide de spécifiques. Il est ensuite une série d'affections bien plus graves encore, et qui enlèvent le quart de vos enfants, contre lesquelles le traitement habituel, débilitant, antiphlogistique, est presque constamment nuisible au plus haut degré. Nous voulons parler des affections cérébrales des enfants, qui prennent presque constamment leur source dans une constitution faible, lymphatique, scrophuleuse, et qui, loin de demander des débilitants, des émissions sanguines, des agents dissolvants des tissus organiques, demandent des excitants diffusibles, des toniques et des astringents. Il en est encore ainsi du carreau, autre maladie de l'enfance, qui compte un nombre immense de victimes. On comprendra que dans un écrit aussi limité, nous ne puissions tracer le traitement de ces diverses maladies, qui feront le sujet d'un autre travail.

ces maladies ne cessent de décimer, en même temps que nous appelons l'attention des médecins sur toute une classe de maladies virulentes et sur la nature de leur virus, dans le traitement desquelles la première et principale indication est la destruction de ce virus, sa neutralisation par des agents chimiques, neutralisation devenue possible.

Ce mémoire, auquel nous croyons, comme on voit, une certaine importance, serait depuis longtemps dans les mains du public, si le 13 août 1844 nous ne l'avions lu dans le sein de l'Académie royale de Médecine, où il avait paru exciter un vif intérêt, si l'Académie n'avait nommé des rapporteurs pour qu'il lui en fût fait un rapport, et si pendant quinze mois nous n'avions — toujours en vain — attendu ce rapport. Nous convenons cependant que, malgré ce retard, ce mémoire pourrait maintenant être publié depuis près d'un an; mais d'autres travaux et la publicatiou d'un écrit sur l'état de la médecine en France et sur une organisation médicale à donner à ce pays, nous en ont d'abord détourné, et puis nous avouons que le fait que nous venons de mentionner, joint à d'autres circonstances, nous avait pour quelque temps découragé, et que nous étions presque décidé à garder le résultat de nos recherches. Des réflexions ultérieures et des résultats récents nous déterminent cependant aujourd'hui à le publier, réfléchissant qu'en définitive il importait peu qu'un médecin de plus ou de moins se heurtât contre l'indifférence de ses maîtres et de ses collègues, et contre l'ingratitude du public, pourvu que ses travaux fussent enfin utiles à l'humanité.

RÉFLEXIONS

SUR QUELQUES EXANTHÈMES:

La Variole, la Rougeole, la Scarlatine la Miliaire et sa variété la Suette,

ET MOYENS FACILES DE LES GUÉRIR,

PAR M. KUNTZLI,

Docteur en médecine des Facultés de Montpellier et de Zurich, Chevalier de St-Ferdinand d'Espagne , Officier de la Croix-d'Or de Pologne, Membre de l'Académie royale de Médecine et de Chirurgie de Madrid, et de plusieurs autres Sociétés savantes nationales et étrangères.

Mémoire lu à l'Académie royale de Médecine, dans sa séance du 13 août 1844.

———

MESSIEURS ,

Je profite de l'honneur que vous avez bien voulu m'accorder pour vous entretenir quelques instants d'un sujet qui, isolé de tout ce qui pourrait l'expliquer , ne demanderait que peu de mots ; car, d'une valeur purement pratique, il n'aurait besoin que de la formule de la vieille femme : « Ceci est bon à cela. » Mais cette formule, si précieuse pour le guérisseur, ne donne cependant pas assez à notre esprit, lequel, vous le savez, demande plus que la simple connaissance d'un fait, lequel en demande la raison. Et quand celle-ci est encore à trouver, il tâche, en attendant , de la suppléer par des hypothèses. Et bien que celles-ci soient souvent erronées, elles ne doivent cependant pas être condamnées. Plus que nul autre levier, elles ont peut-être contribué aux progrès des sciences. Car n'est-ce pas en vertu d'hypothèses que souvent on s'est livré à des investigations, lesquelles sont venues confirmer ou infirmer l'hypothèse qui les avait déterminées?

Vous voudrez donc bien, messieurs, me suivre un moment dans les quelques considérations théoriques dont je dois faire précéder l'exposé des faits pratiques que j'ai à tracer. Ces considérations fussent-elles purement hypothétiques, lestés que vous êtes de votre principe tutélaire : des faits, toujours des faits, rien que des faits, vous ne craindrez pas de vous égarer en les suivant.

Quelle que soit l'idée que nous nous fassions de la vie, que nous la considérions comme une force simple, ou bien comme la résultante de forces diverses, comme une synthèse *à priori* ou *à posteriori*, toujours est-il que, dans son intégrité, elle contient et résume une infinité de tendances diverses et subordonnées.

Mais, s'il en est ainsi tant que cette puissance supérieure conserve son intégrité, il n'en saurait être de même quand, pour une raison quelconque, elle vient à la perdre; alors ces tendances diverses se manifestent, opposées souvent les unes aux autres et au tout : alors nous voyons survenir des phénomènes divers, selon que tel ou tel système organique s'est plus particulièrement soustrait à la légitime domination de la puissance supérieure; quand c'est le système musculaire, nous avons les spasmes cloniques ou toniques ; quand ce sont les nombreuses facultés de l'âme, nous avons le délire et certains rêves; de même que dans le domaine de la vie sociale nous voyons se former des partis, des factions diverses, quand un pouvoir naturel et physiologique, et qui embrasse dans sa sollicitude tous les faits de la vie sociale, vient à manquer.

Quand, dans le domaine de la vie végétative, base de toute vie supérieure, les choses en sont venues là, des créations d'un ordre inférieur viennent à se former aux dépens de l'organisme. Entrant en lutte avec lui et tendant à le détruire, ces créations constituent les maladies, dénomination qui, dans le sens restreint que je lui donne, ne désigne pas toutes les souffrances, mais seulement ces entités distinctes, ces créations nouvelles, individualisées, dont le caractère distinctif, conformément à la loi des êtres vivants, est de se reproduire par de véritables semences, *seminia*, lesquelles on a appelées principes contagieux, *contagia*.

Dans cet ordre de créations nouvelles, pathologiques, il est un groupe de mieux dessinées, de plus distinctes, où, sur les limites de l'organisme et à son contact avec le monde extérieur, sous l'action d'influences cosmiques favorables, et selon les lois d'un électro-dynamisme particulier, le principe contagieux vient à se localiser dans un nombre plus ou moins grand d'êtres nouveaux, de formes et de caractères variés. Vous comprenez, messieurs, que je veux parler des exanthèmes, maladies *sui generis*, et dont chacune a ses lois de vitalité, d'évolution particulières.

Les exanthèmes appartiennent plus particulièrement à la période de la vie où la vie végétative, où l'expansion, où l'évolution dominent, c'est-à-dire à l'enfance. Cependant elles peuvent se manifester aussi dans les autres âges, quand il existe pour elles des conditions favorables, qui sont celles de toute végétation : lumière, calorique, humidité, un état électrique particulier et un sol organique convenable.

Dire ici la signification particulière, philosophique de chacun des grands exanthèmes; dire pourquoi ils affectent surtout l'enfance; montrer comment à chacune de ses périodes est plus spécialement attaché un de ces exanthèmes, déborderait le cadre limité de mon exposé et serait hors place ici.

Les exanthèmes sont donc des maladies caractérisées plus que toutes les autres, par une vitalité propre et par la formation d'une véritable semence, d'un *contagium*. Elles diffèrent d'autres maladies contagieuses, surtout aussi par leur marche aiguë, et parce qu'elles peuvent se guérir par les seules forces de la nature là où elles ne tuent pas, tandis que beaucoup de maladies contagieuses ne peuvent se guérir ainsi.

Mais comme la création ne pouvait être que le résultat d'un antagonisme universel, que tout dans la nature nous rappelle cette loi d'opposition, de polarité, les exanthèmes et toutes les maladies doivent aussi lui être soumis.

Les modifications dynamiques ne peuvent nous être connues que d'une manière indirecte par leurs phénomènes et leurs produits, et, plus que tous autres phénomènes, les modifications chimiques, là où elles peuvent être constatées, nous sont peut-être des indices sûrs de la nature des modifications dynamiques, et nous dictent alors des indications spéciales.

Cette loi de polarité se dessine plus ou moins bien dans deux séries de maladies. Dans l'une est représenté le pôle positif, dans l'autre le pôle négatif. Or, comme, dans le domaine de la chimie, ces deux pôles ont chacun son représentant, l'un l'acide, l'autre l'alcali, nous devons aussi retrouver l'un ou l'autre de ces deux principes de préférence dans chacune de ces deux séries de maladies. Les unes devront être plus spécialement alcalines, les autres plus spécialement acides. Parmi les dernières, nous avons, par exemple, les affections catarrhales et rhumatismales, les premières vacillant encore quelquefois entre le caractère alcalin et acide, les dernières plus franchement acides. Parmi les premières, nous avons les affections érysipélateuses éminemment alcalines. Dans les affections inflammatoires pures, exquisites, ces deux pôles ne se dessinent pas encore. Aussi diffèrent-elles de beaucoup des affections précédentes, et plus encore de celles dites putrides, typhoïdes, où le pôle alcalin s'est dessiné encore bien plus. Aussi ne sont-elles (les affections inflammatoires pures) jamais contagieuses.

Pour revenir au sujet qui, plus spécialement, nous occupe ici, aux exanthèmes, nous y trouvons aussi cette différence, tout à fait capitale pour le médecin. Ainsi, par exemple, nous avons deux exanthèmes, la rougeole et la miliaire, ayant certains rapports, la première avec les affetions catarrhales, la seconde avec les affections rhumatismales, caractérisées par la formation de deux principes acides spéciaux, et deux autres, à savoir la scarlatine et la variole et ses variétés, ayant des rapports plus intimes peut-être avec les affections érysipélateuses, caractérisées par la formation de principes alcalins spéciaux, ces principes de nouvelle formation étant les véhicules du principe contagieux, s'ils ne le constituent pas eux-mêmes.

Ce sont ces principes de nouvelle formation (1) éminemment hostiles à l'organisme qui, principalement, donnent à ces maladies leur gravité. Là où ils existent en trop grande quantité; là où ils ont acquis un haut degré d'énergie; là où l'organisme est trop faible pour leur résister; là où il en est sursaturé, ils paralysent le système nerveux, et déterminent ainsi la mort, souvent au moment où l'on croit le danger éloigné (2). Ceci se passe dans l'acme de la maladie, époque de la floraison, de la plus haute vitalité de ces pseudo-organismes, ou après : — car ce n'est que dans l'acme de la maladie

(1) Ces principes, du moins, dans les exanthèmes, étant le produit d'une haute animalisation, sont plutôt volatils que fixes, et c'est là peut-être une des causes de la gravité de ces maladies; aussi se relèvent-ils à l'odorat, et un médecin expérimenté les reconnaît quelquefois à ce seul phénomène. Pour les principes alcalins, ce serait donc plutôt l'ammoniaque plus ou moins modifié que la soude ou la potasse. Les principes d'une nature plus fixe se manifestent plutôt dans les maladies chroniques.

(2) La mort, ici, est-elle le résultat de l'action directe de ces principes sur le cerveau? Celui-ci en est-il paralysé directement, ou bien ne l'est-il qu'indirectement, et serait-ce le système nerveux périphérique qui seul ou principalement en serait immédiatement frappé? Et le cerveau ne ressentirait-il cette funeste influence que, par contrecoup et selon la loi du contact des extrêmes? Il nous est impossible de répondre à cette question : mais si une conclusion par analogie nous était permise, nous opinerions cependant quelque peu pour cette dernière hypothèse. Quelle est, par exemple, la cause de la mort dans les brûlures étendues du système cutané? Serait-ce à la douleur seule et à l'épuisement du système nerveux produit par elle qu'il faudrait l'attribuer? Mais il est une foule

que ces principes acquièrent toutes leurs forces, leur maturité, —
comme aussi ce n'est qu'alors qu'elles deviennent éminemment
contagieuses.

Des réflexions qui précèdent il résulte qu'il y a dans le traitement
de ces maladies deux indications primordiales, capitales à remplir.
— Nous ne parlons pas des indications connues de tout médecin, et
qui ne sont que secondaires. — Deux indications primordiales, savoir:

1° D'empêcher le plus possible le développement de ces principes hostiles à l'organisme, et 2° de les neutraliser par des agents
chimiques à mesure qu'ils se forment. Et, comme la nature a principalement choisi le système cutané, soit pour les y développer, ou
bien pour les y déposer, ce sera principalement sur ce système qu'il
faudra agir à mesure que ces principes s'y manifestent.

La première de ces indications est remplie en soustrayant le malade à l'influence des excitants normaux, nécessaires à toute végétation, surtout de la lumière, de la chaleur, et peut-être aussi, si cela
se pouvait, à celle de l'oxygène. La chambre du malade, par conséquent, devra être obscure et à peu d'exceptions près froide.

La seconde indication est remplie en enlevant à l'épiderme ou en
y neutralisant le principe morbide à mesure qu'il s'y développe.
Déjà des lotions d'eau, — froide ou chaude selon certaines circonstances, — rendent, sous ce rapport, de grands services. Mais celles
faites avec des agents chimiques seront cependant bien plus utiles
et n'auront aucun des inconvénients que les premières pourraient
quelquefois avoir. Or, comme nous avons vu que les uns de ces
exanthèmes ont un caractère acide, les autres un caractère alcalin,
il faudra aux premiers opposer des lotions alcalines, aux seconds
des lotions acides ou analogues aux acides.

Appliquons maintenant ces principes, et, quittant le domaine de
la spéculation, abordons en même temps celui de l'expérience.

Deux exanthèmes surtout se signalent par leur caractère acide :
ce sont la rougeole et la miliaire (et sa variété connue sous le nom

d'affections aussi et plus douloureuses, et qui ne sont pas suivies de la
mort. Nous penserions donc que, dans le premier cas, nous pourrions du
moins en partie attribuer la mort à la paralysie directe, à la cessation
des fonctions, quelles qu'elles soient, du système nerveux périphérique,
et seulement par contrecoup et selon la loi du contact des extrêmes à
celle du cerveau, lequel, pour l'intégrité de son jeu, a besoin de son pôle
opposé ; ou, si l'on aime mieux, à la soustraction d'une partie de ce cercle
ou de cette ellipse électrique que, dans sa totalité, le système nerveux forme.

de suette) ; tous les deux susceptibles de constituer des épidémies meurtrières, souvent la terreur des nations; tous les deux d'une marche souvent insidieuse, tantôt sans gravité, tantôt d'une gravité extrême, soit manifeste, soit larvée; le premier éclos de l'affection catarrhale et en constituant le degré le plus élevé, la floraison en quelque sorte; le second ayant certaine affinité avec le rhumatisme. Pour tous les deux, c'est l'hypersaturation de l'organisme par un acide très-subtil, constituant un venin d'une grande puissance, acide qui se révèle même à l'odorat, qui cause leur plus grand danger.

Le moyen curatif principal, ainsi qu'on le devine aisément, est ici un alcali. C'est lui qui soustrait à l'organisme le poison sous le poids duquel il allait peut-être succomber. Il est employé à l'intérieur et à l'extérieur. A l'intérieur, nous avons communément donné le bicarbonate de potasse 2 à 3 grammes par jour, selon l'âge de l'enfant, dans une boisson quelconque, purement délayante ou légèrement stimulante et anti-spasmodique quand l'état du sujet semblait requérir ces dernières propriétés. Ainsi employé, il tend, par une modification profonde des éléments organiques (ou de la vie), à tarir les sources du mal, tandis qu'employé à l'extérieur, il en neutralise les produits. Pour ce dernier usage, nous employons communément en lotion une solution de potasse caustique assez forte pour produire une sensation de picotement ou de cuisson ; ces lotions faites toutes les deux ou trois heures, communément un peu plus que tièdes (ceci en contradiction avec le principe posé plus haut parce que nous n'osions pas ouvertement braver le préjugé qui ne permet guère de mouiller le corps, et encore moins de l'exposer au froid, contradiction peu dangereuse, il est vrai, puisqu'ici les propriétés chimiques de nos lotions compensaient suffisamment le mauvais effet de leur température) ; souvent aussi nous ne faisions laver à la fois qu'une partie du corps, et toujours nous faisions bien sécher la partie lavée.

Presque constamment nous avons été émerveillé de l'amélioration presque instantanée que ces lotions produisaient. Si le malade était très-faible, nous préférerions cependant à la potasse caustique l'ammoniaque (1).

(1) Dans l'épidémie de la suette qui a régné à Poitiers en 1845, un des moyens dont M. le docteur Loreau s'est le mieux trouvé, c'étaient des lotions ammoniacales. Je suis heureux de citer ici à l'appui de ma théorie ce fait observé par un médecin aussi habile.

Ce que font les alcalins dans ces deux exanthèmes, les acides et
le chlore, sous certains rapports leur analogue, le font dans les
deux exanthèmes à réaction alcaline, la scarlatine et la variole, ap-
partenant tous les deux à la famille des érysipèles. Il est merveilleux
de voir combien ces deux maladies, souvent si affreuses, surtout la
dernière, deviennent des affections simples, bénignes, par l'emploi
souvent répété de lotions faites avec l'acide hydrochlorique ou le
chlore mêlé d'eau, ou bien avec une solution assez concentrée de
chlorure de chaux, ou même avec le simple vinaigre. C'est surtout
dans la variole que j'ai eu souvent occasion d'admirer les bons effets
de semblables lotions. Je les faisais faire cinq à six fois par jour dès
l'apparition de l'exanthème. De cette manière, les boutons varioli-
ques ne se développaient que peu, séchaient promptement, et ne
laissaient jamais de cicatrices, à peine une légère coloration de l'é-
piderme, et les varioles confluentes, qui, presque inévitablement,
eussent amené la mort le treizième ou quatorzième jour, devenaient
une affection bénigne, innocente, et guérissant comme par enchan-
tement en peu de jours.

Quant à la scarlatine, l'effet de lotions semblables est grand aussi :
on a peine à croire de quel calme, de quelle fraîcheur elles sont
suivies. Combien elles diminuent la brûlante chaleur et la fièvre;
combien aussi elles abrégent la durée de la maladie ; et jamais je ne
les ai vues suivies d'œdème ou d'anasarque, comme j'aurais pu le
craindre, et comme peut-être il en pourrait arriver avec des lotions
aqueuses seules. Des gargarismes faits avec ces mêmes agents sont
aussi utiles contre l'angine spécifique qui accompagne cet exanthème.

J'augure qu'il en serait de même dans tous les érysipèles ; mais
ici l'expérience me fait défaut. Je n'ai point eu d'érysipèle à traiter
depuis que par analogie et induction j'ai été conduit à essayer de
ces moyens. Je me propose de les essayer à la première occasion,
tout en ayant à opposer à l'érysipèle d'autres moyens également puis-
sants ; mais nous savons, du reste, que les lotions chlorurées ont été
employées avec succès dans ces affections, peut-être dans une hypothèse différente, par un de nos plus illustres chirurgiens, et ces faits
viennent à l'appui de mon opinion.

Il est deux autres exanthèmes ; l'un, la rubeole, nommée aussi
roseole par quelques-uns, est une espèce d'hybride oscillant entre
ces deux termes, quelquefois ressemblant plus à la rougeole, quel-

quefois plus à la scarlatine, et où, par conséquent, les lotions de-
vraient quelquefois être alcalines, quelquefois acides. L'autre, que
l'on n'a pas l'habitude de placer parmi les exanthèmes, mais qui à
quelques titres leur appartient, c'est le typhus, exanthème, quand
il existe, éminemment alcalin, et où les lotions devront être acides.
Mais ici ce caractère ne joue plus un rôle primordial, comme dans
les exanthèmes isolés, exanthèmes en quelque sorte plus simples. Il
ne mérite qu'une considération secondaire; car, pour le typhus, le
problème est bien plus complexe, et il y a bien autre chose à considérer encore que son caractère alcalin, la différenciation, — permettez-moi le mot, — ayant, pour le typhus, été poussée bien plus
loin; car l'antagonisme polarique ne se limite pas à ces deux termes
les plus simples et que l'on pourrait appeler primaires, et les exanthèmes où ils se dessinent ne sont pas les seules maladies de la peau.
Et, de même que la création entière n'est qu'une progression in-
finie, de même cette progression se retrouve dans le domaine de la
pathologie, que l'on pourrait considérer comme un quatrième règne
naturel. Ainsi, par exemple, un grand nombre des maladies chroniques de la peau empruntent quelques-uns de leurs caractères aux
métaux : ce sont toutes celles que le soufre, ennemi naturel des métaux, peut guérir, et qui sont bien différentes d'une autre maladie,
de la s....., que les métaux guérissent et que le soufre aggrave.

Me voici à la fin de l'exposition très-sommaire que j'avais demandé
à faire. Dans ce cadre restreint, je ne pouvais dire que peu, et, ne
voulant ni ne pouvant faire un traité, je devais passer une foule de
choses. Presque tout se bornait à dire, comme dit la vieille femme :
« Ceci est bon à cela. » Hélas ! heureux serions-nous, si jamais nous
n'étions forcé d'être prolixe pour cacher notre impuissance ! Comme
guérisseur, je n'ambitionnerais pas davantage.

Vous jugerez peut-être, messieurs, que ce peu, dût-il être nou-
veau, ne serait pas sans quelque importance. De toutes les maladies,
les exanthèmes sont les plus meurtrières, et qui frappent les nations
en grand, tandis que les autres ne les frappent qu'en détail. Ainsi
que l'a dit un écrivain : ils enlèvent les feuilles, coupent les rejetons,
les branches, les troncs et les racines. Et même là où ils ne tuent
pas, que de suites funestes ne laissent-ils ! Qui de vous, messieurs,
ne se rappelle les ravages de cette rougeole et de cette scarlatine
frappant dans leurs enfants tant de parents éplorés? Qui de vous n'a
vu une jeune mère enlevée à son enfant nouveau-né et à son époux

par la fièvre miliaire ? Qui ne se rappelle cette suette qui, tous les ans, vient porter ses ravages dans l'une ou l'autre de nos provinces ? Qui surtout ne reculera d'horreur à la vue de cette variole à laquelle, grâce à l'esprit observateur d'un homme de génie, nous pourrions opposer une prophylaxis efficace, et que, grâce à une déplorable incurie et à des axiomes déplorables, nous laissons à la honte de notre époque subsister même dans la capitale de la civilisation ? Méconnaissant les droits sacrés de l'enfance à une tutelle supérieure, pleinement puissante, nous donnons à des parents sans instruction et sans intelligence, et quelquefois mal intentionnés, droit de mort sur leurs enfants ; nous permettons que ces êtres débiles soient voués à une mort précoce ou à une existence mutilée et pleine de douleurs et préjudiciable à la société, et nous compromettons ainsi la société entière. Oubliant que les demi-mesures sont pires que le mal, au lieu de pratiquer les vaccinations à jour fixe, de gré ou de force, peu importe, nous allons offrir une prime à ceux des parents qui veulent bien ne pas priver leurs enfants de ce bienfait, comme si la vaccine était un mal, un châtiment devant être compensé par de l'argent !

Eh bien ! grâce à ce renversement des idées et à cette incurie, qui de nous n'est pas tous les jours témoin des ravages que cette maladie ne cesse de faire ? Qui ne voit les victimes qu'elle frappe, aussi bien parmi les adultes que parmi les enfants ? Et n'est-ce pas une ressource heureuse que de pouvoir diminuer par un moyen facile la gravité de cette terrible maladie, de la rendre presque inoffensive ? Résultat que l'on obtient par la méthode mentionnée ; et que de victimes n'épargnerait-elle pas dans la seule France !

J'ose donc espérer, messieurs, que vous ne m'en voudrez pas d'avoir trop longtemps absorbé votre attention !

J'ignore, messieurs, jusqu'à quel point ces faits sont nouveaux ; car, dans la déplorable position qu'une société ingrate et inintelligente, et vivant au jour le jour, en compensation des sacrifices qu'elle nous impose, du fardeau dont elle nous accable, nous fait à nous, ses médecins, à qui cependant elle veut bien confier ses plus précieux biens, sa santé et sa vie ; dans cette déplorable position, de laquelle souffrent avec une longanimité héroïque un si grand nombre parmi nous ; dans cette position, disons-nous, nous n'avons souvent ni les ressources pécuniaires pour nous procurer tous les renseignements sur tout ce qui se fait dans les diverses parties du monde, ni le loisir et la disposition d'esprit convenable pour les étudier, quand même nous aurions pu nous les procurer ; *nam studia otia quærunt et otia nobis desunt.* Souvent nous sommes forcés de vivre de nos propres richesses, — heureux celui à qui elles ne furent pas entièrement refusées ! — heureux celui qui, dans une bonne école première et dans des principes valables, trouve de quoi suppléer à ce défaut ! Souvent nous sommes forcés de puiser en nous-mêmes ce que peut-être nous eussions trouvé chez d'autres, et souvent les mêmes idées sont conçues, les mêmes faits observés par plusieurs. Il se pourrait donc bien qu'il en fût ainsi de ceux-ci. Néanmoins je doute que cela soit dans cet ensemble ; car, s'il en était ainsi, un de nos confrères de Paris, M. le docteur Parent, ne serait peut-être pas mort naguère d'une éruption miliaire ; car, si les renseignements que l'on nous a fournis ne sont pas erronés, cet estimable médecin eût probablement été sauvé par le moyen que je mentionne ici.

Mais que même il en fût ainsi, que je ne vous eusse rien dit que de très-connu, tout en devant regretter que j'eusse absorbé votre attention, je ne regretterais pas d'avoir du moins rappelé à l'attention générale des faits trop importants pour qu'il ne fût pas désirable qu'ils fussent présents à l'esprit de tous les médecins. Dans ce cas, ce que j'aurais dit devant vous servirait à confirmer ce qu'avant moi d'autres eussent vu, et d'y appeler avec plus d'insistance l'attention de tous les médecins, et ne serait, par conséquent, pas entièrement inutile.

ARRIÈRE-PROPOS.

Cette brochure-là est bien petite, et il nous eût été facile de la rendre plus volumineuse. Pour cela, nous n'aurions eu qu'à rapporter un plus ou moins grand nombre d'observations ; car, à leur aide, il n'est rien de si facile que de faire un gros livre, et notre sujet, il est vrai, en eût valu la peine. Mais nous avouons à notre honte qu'ayant de tout temps et avant tout recherché les principes, nous n'avons jamais aimé lire un grand nombre de longues observations, à moins qu'elles ne fussent d'un intérêt tout exceptionnel, et que toujours nous avons pensé que ce serait un devoir pour celui qui veut parler au public, de lui épargner cette peine et de ne lui donner que l'essence, que le résultat de ses travaux. A un guide on demande le chemin le plus direct et non tous les chemins qui conduisent d'un point à un autre ! Puisse ceci nous servir de justification de n'avoir donné que le résultat nu de nos travaux !

Ouvrages du même auteur.

PRINCIPES GÉNÉRAUX de Physique, de Physiologie et de Médecine.

CONSIDÉRATIONS sur les maladies des systèmes artériel et veineux, et des moitiés droite et gauche du cœur.

CONSIDÉRATIONS sur la pneumonie, et observations médico-chirurgicales.

TRAITÉ sur le Choléra-Morbus asiatique. Coup d'œil général et philosophique sur les maladies épidémiques et contagieuses, et la contagion. Traité déposé à l'Institut.

TOPOGRAPHIE du fort de San-Fernando de Figuières, et Histoire de la maladie qui y a régné en 1824, 25, 26, 27 et 28. Présenté à LL. EEx. M. le président du conseil et M. le ministre de la guerre.

MÉMOIRE sur le Staphylôme. Considérations nouvelles sur ses causes. Moyens proposés pour en obtenir la guérison.

ÉTAT DE LA MÉDECINE, position des médecins, garanties sanitaires du peuple en France, et plan d'organisation médicale.

ESSAI CRITIQUE SUR L'HOMOEOPATHIE, brochure in-8°.

DE L'INSTITUTION ET DE L'ÉTAT ACTUEL DE LA PHARMACIE, brochure in-8° (1846).

9 782019 277796